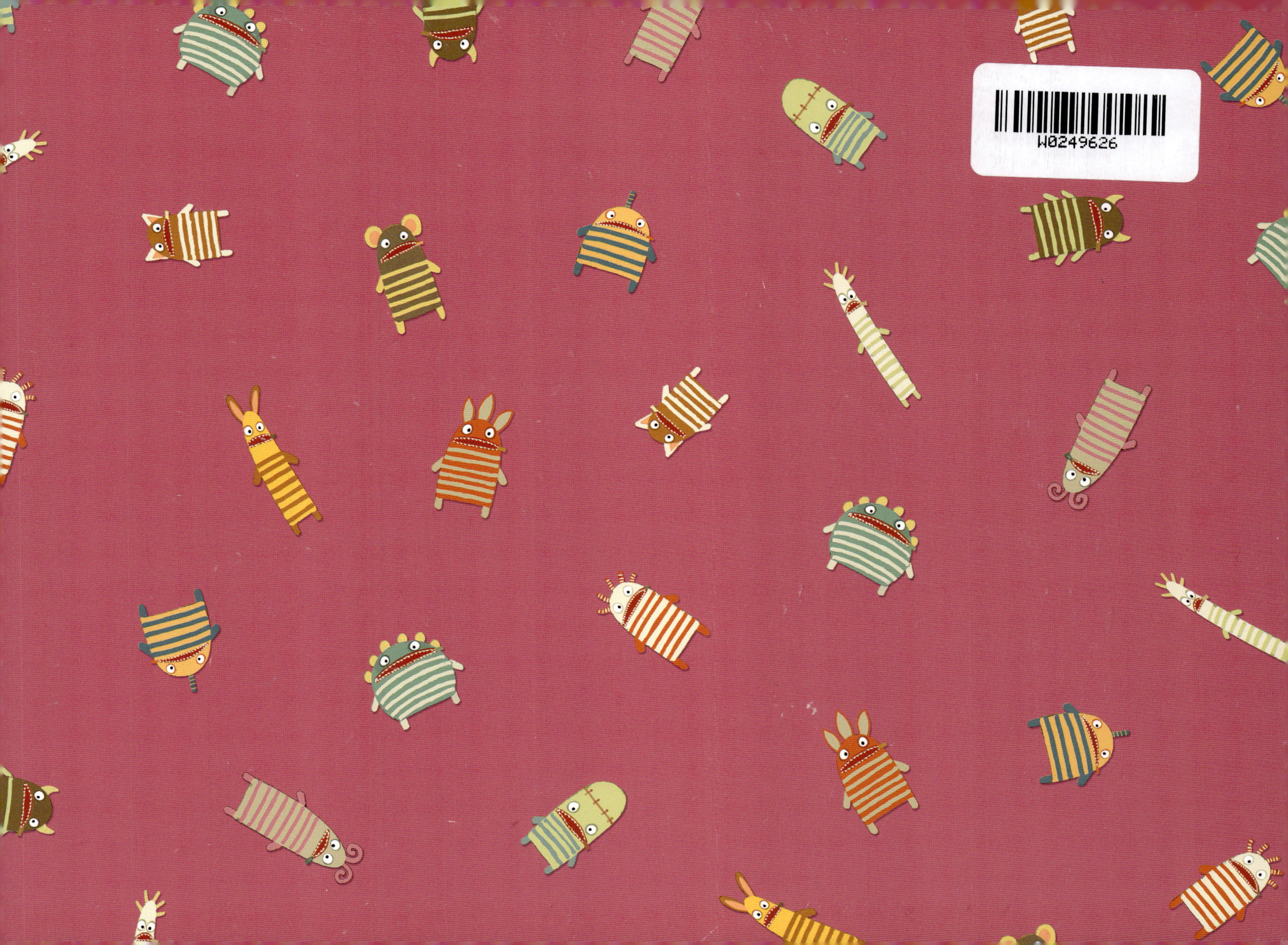

Impressum:
Gewitter - Ritter
1. Auflage 2010

Text: Gerhard Hahn
Illustrationen: Sascha Wüstefeld
Layout und Satz: Anke Loose

Printed in Hungary 2010
ISBN: 978-3-9812665-7-3

www.hellefreude.net
www.sorgenfresser.de

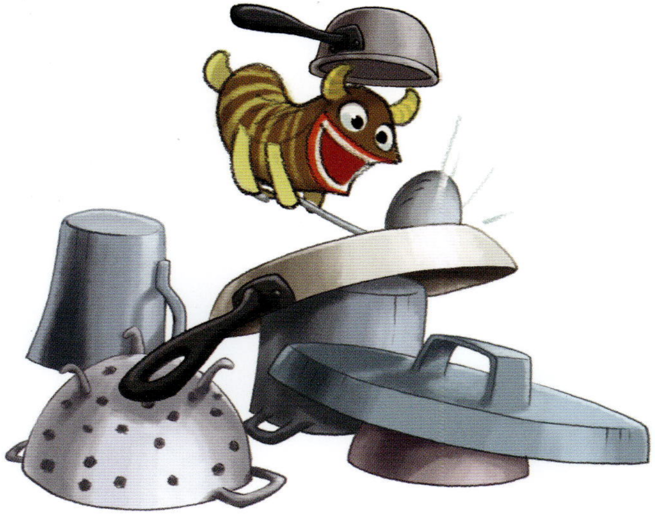

Gewitter-Ritter

Autor
Gerhard Hahn

Design und Illustrationen
Sascha Wüstefeld

Helle Freude Verlag

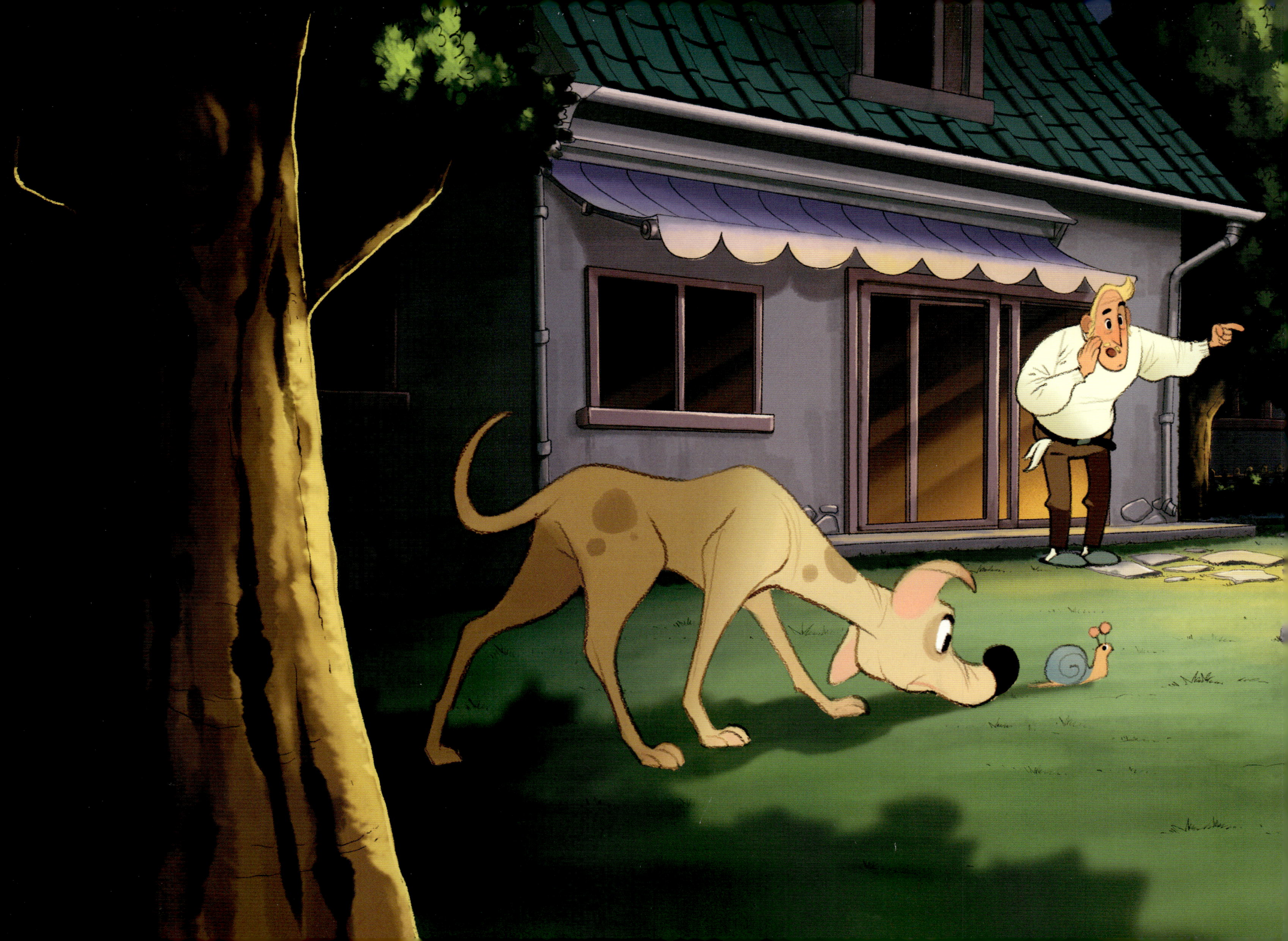

Wenn Rudi groß ist, wird er Ritter, das steht mal fest. Papa sagt, das sei keine gute Idee. Ritter seien heute alle arbeitslos. Aber das kann nicht stimmen, denkt sich Rudi. Helden werden doch immer gebraucht.

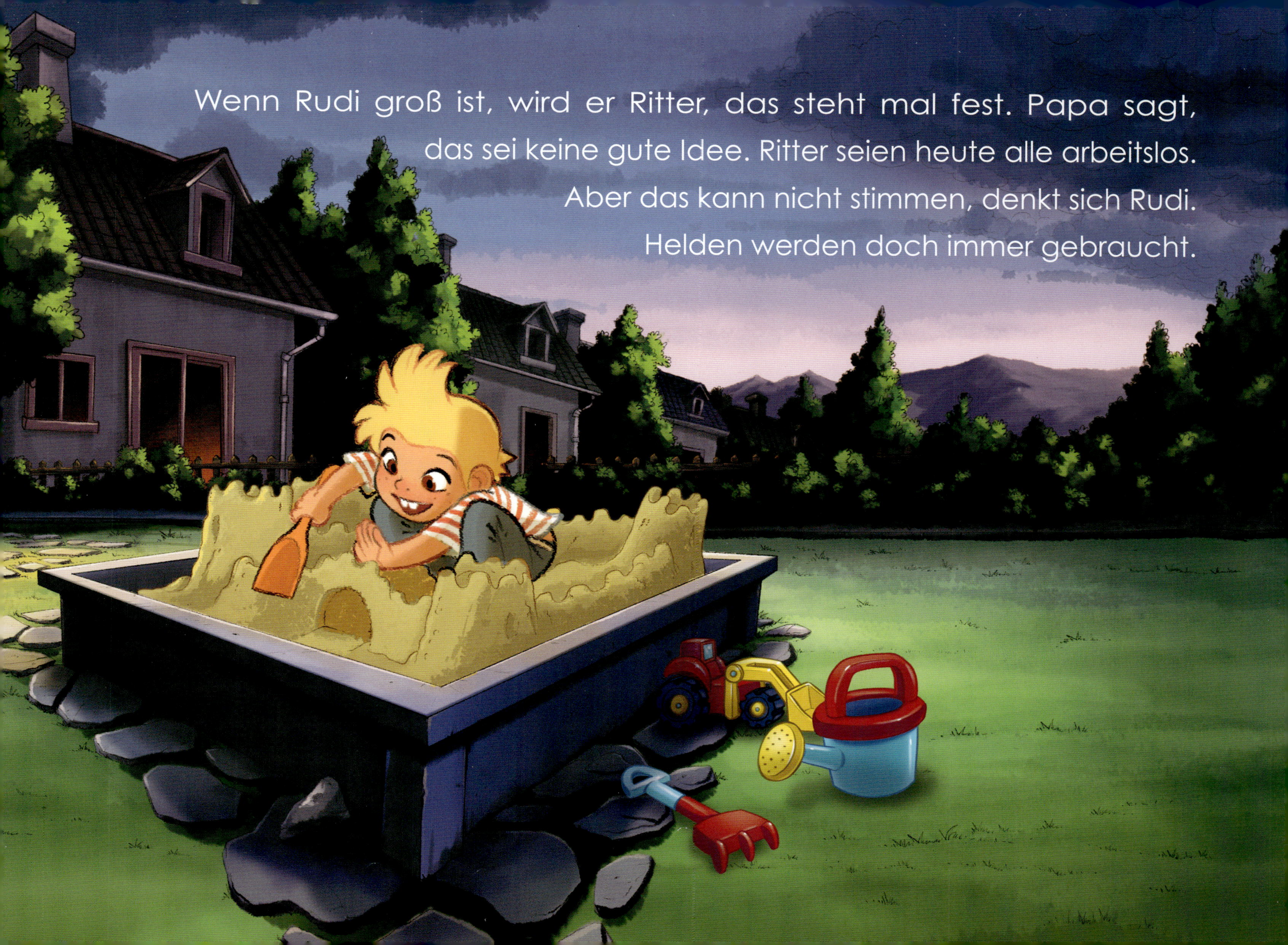

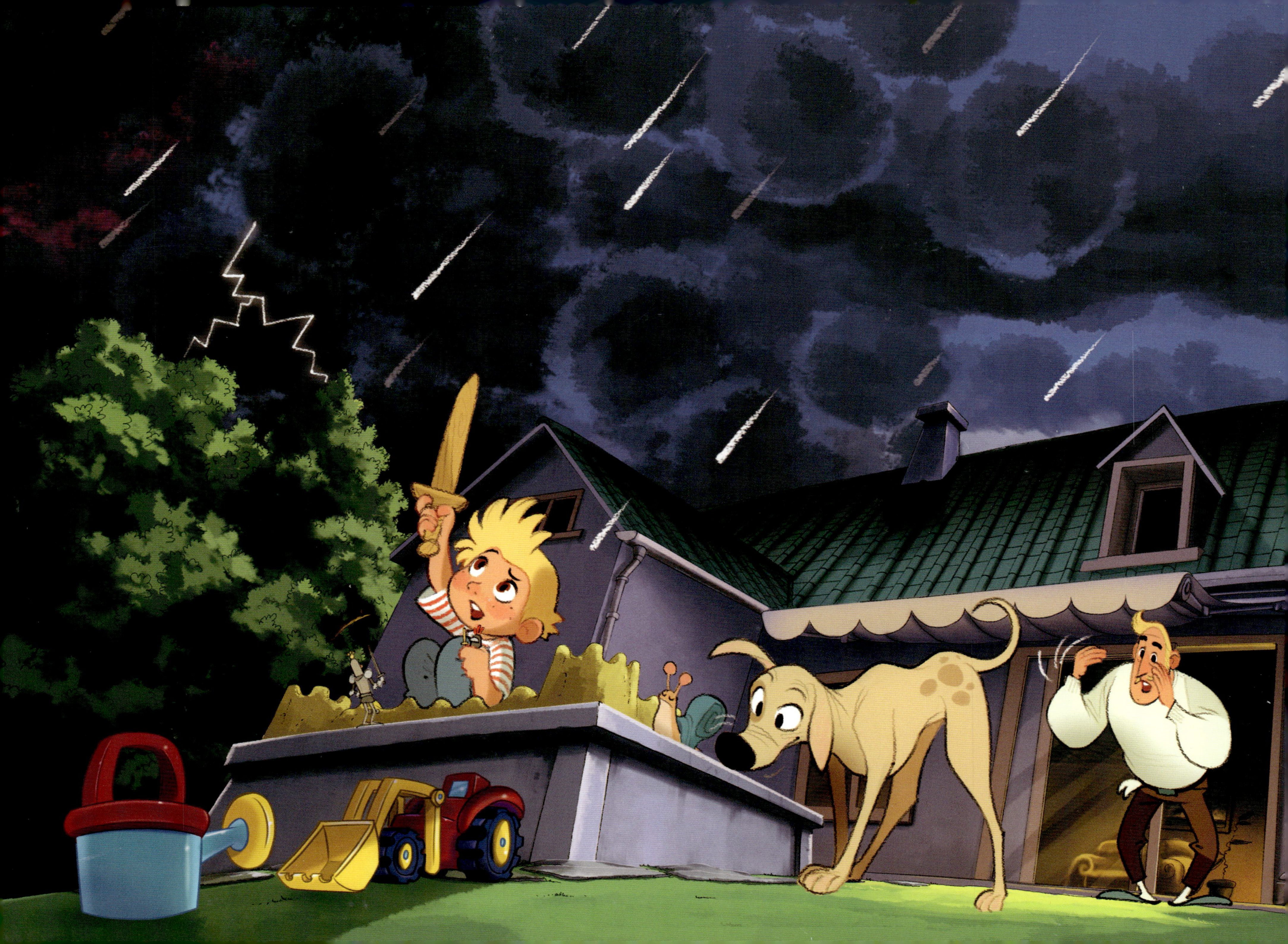

Plötzlich blitzt es am Himmel und nach einer Weile donnert es.
„Rudi, da zieht ein Gewitter auf“, ruft Papa. „Komm besser rein.“
„Wieso denn?“, winkt Rudi ab, „so ein bisschen Regen macht mir nichts aus.
Erst kriegt der schwarze Ritter hier mal ordentlich was auf den Helm.“

Rumms! Der nächste Donnerschlag hat es aber in sich.

„Oha!“, entfährt es Rudi.

Immer wilder zucken die Blitze. Immer lauter rumpelt der Donner.
Immer mulmiger wird es Rudi.

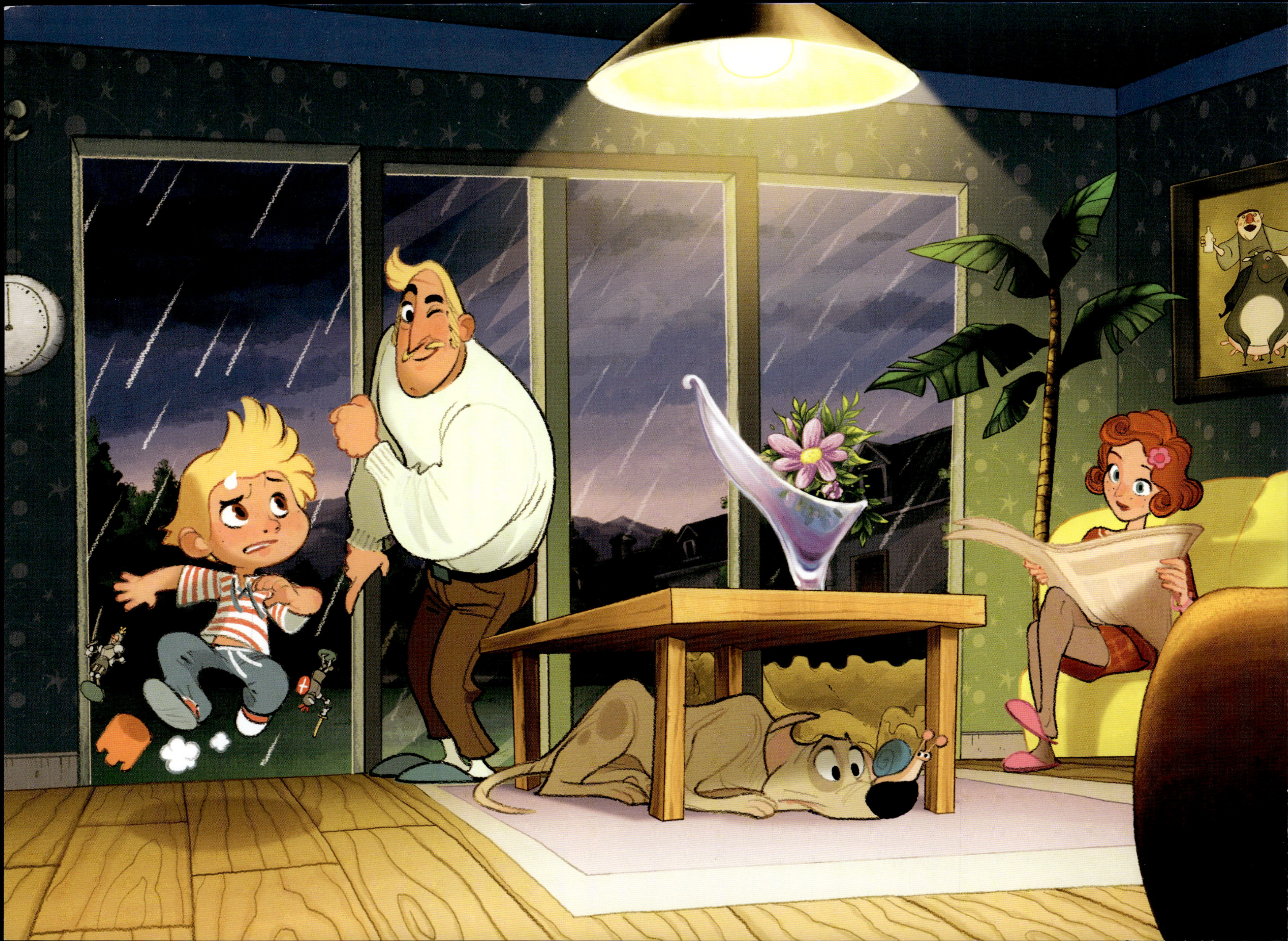

Hat ein Ritter Angst vor Gewitter? Natürlich nicht.
Aber Rudis Mama sagt immer: „Vorsicht ist die Mutter der Porzellankiste!“
Also, Rückzug in die warme Stube.

Auf Blitz folgt Donner und auf Donner meistens Regen, fällt Rudi in diesem Moment ein. Und nach dem Regen ist Rudis tolle Sandburg garantiert platt wie eine Flunder.
„Beschütz du das Haus, Ritter Rudi, und ich kümmere mich um die Burg!”, ruft ihm Papa zu.
Manchmal sind Papas richtig praktisch.

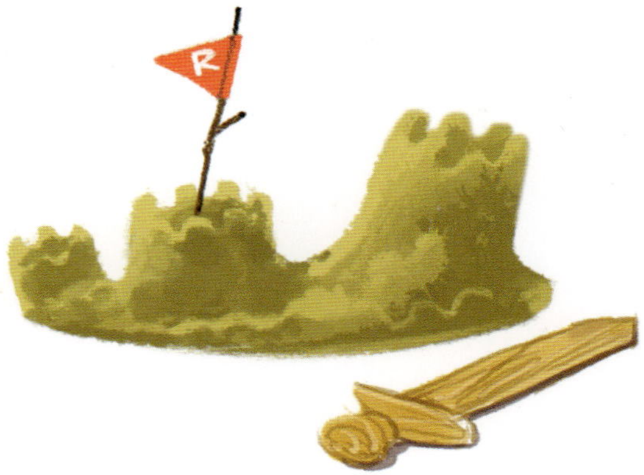

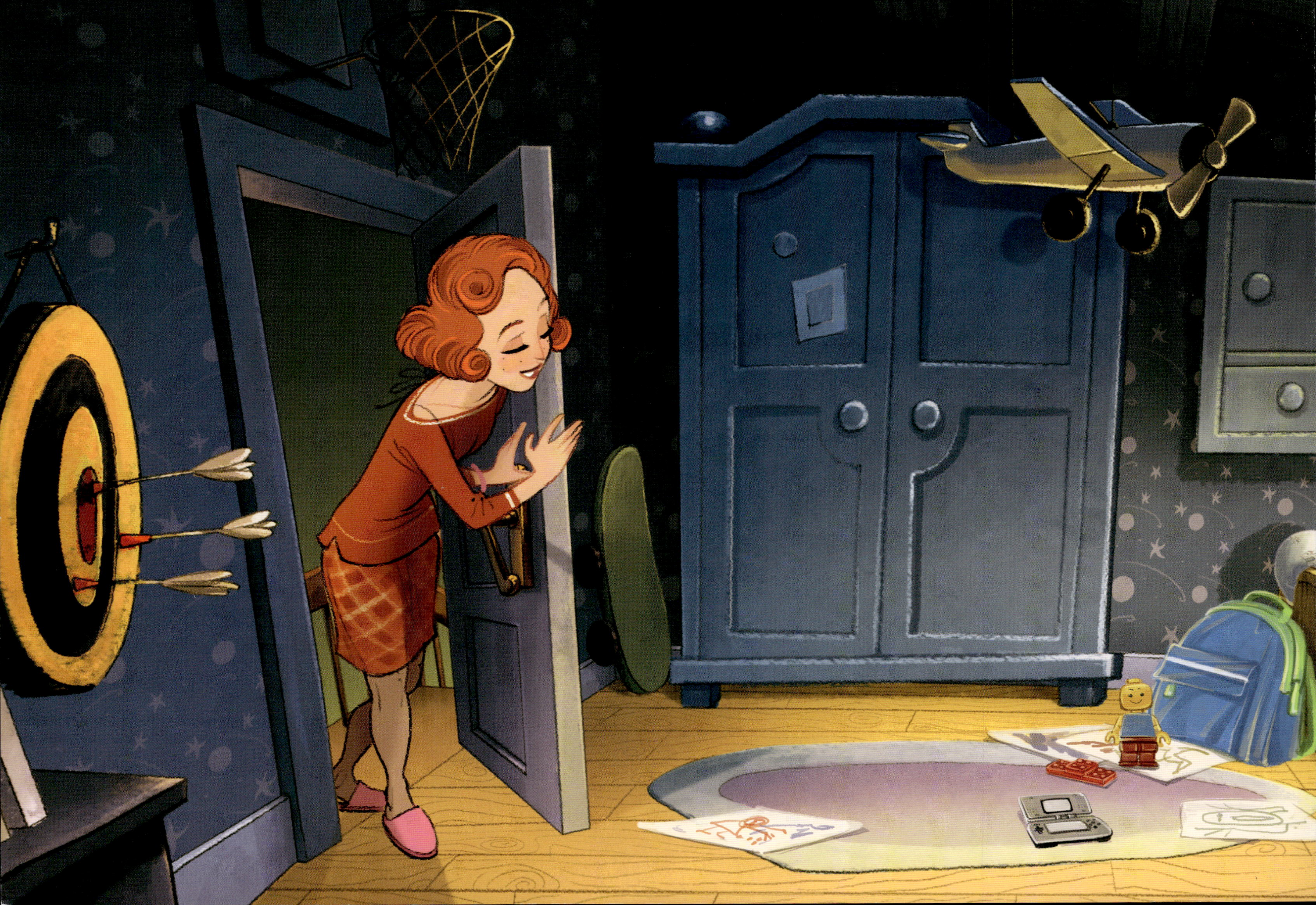

„Wenn du dich fürchtest, Rudi, dann komm runter zu uns ins Wohnzimmer.“ „Aber Mama, ich hab doch keine Angst vor einem Gewitter“, sagt Rudi und ärgert sich, dass seine Stimme zittert.

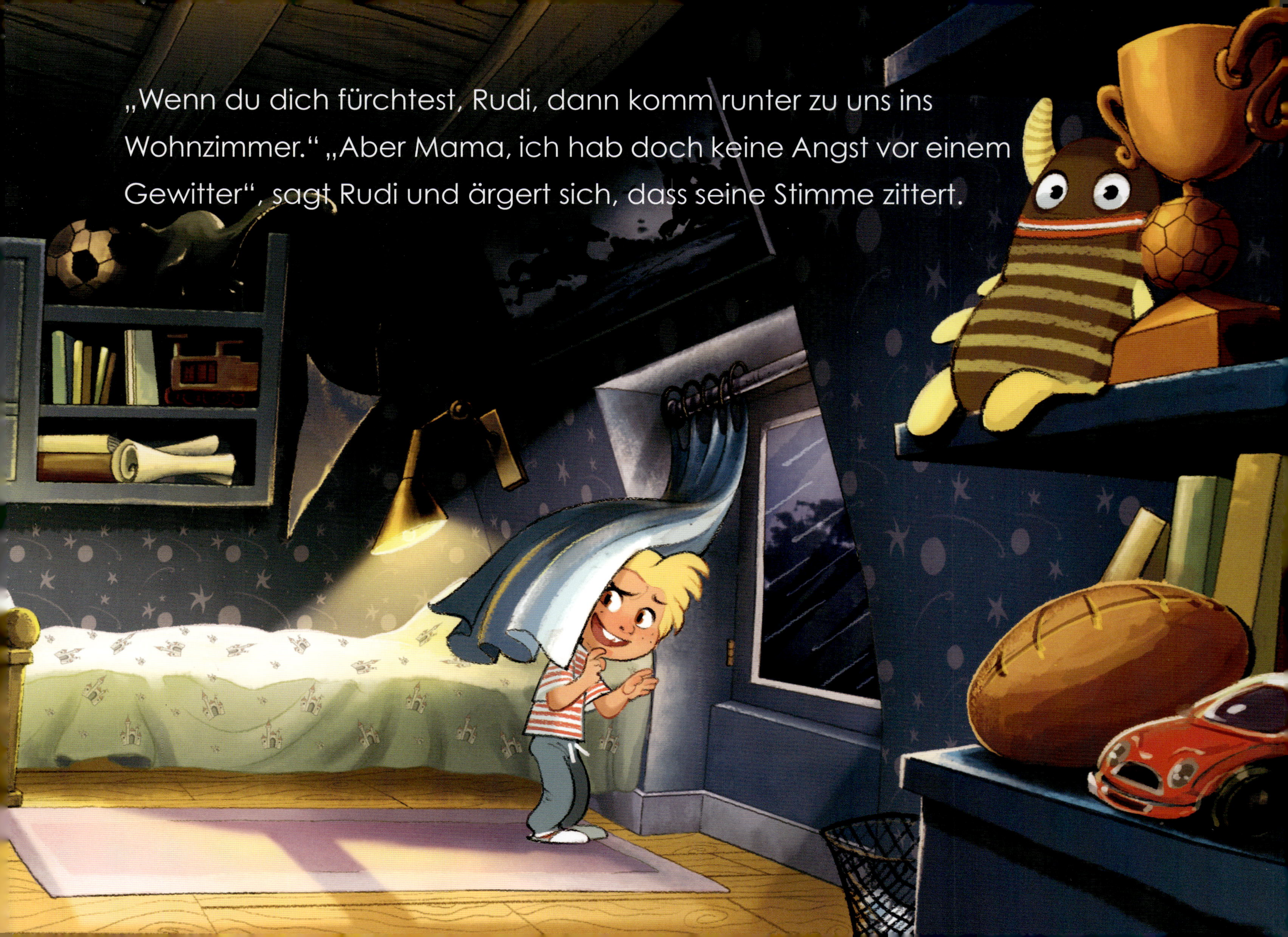

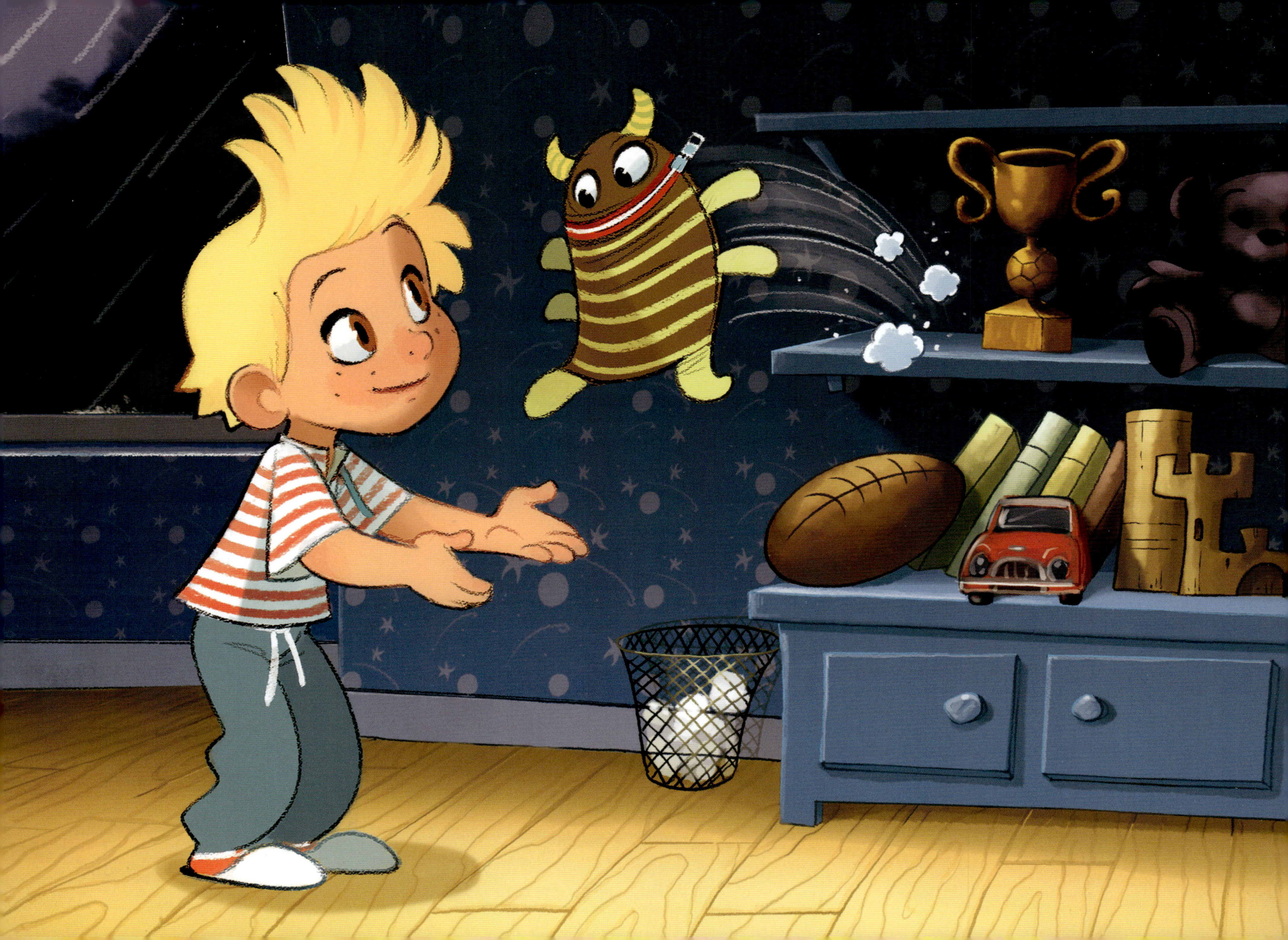

Doch selbst Helden wie Rudi fühlen sich besser mit einem Freund an ihrer Seite und Rudis bester Kumpel ist sein Sorgenfresser Rumpel.

Alle glauben, Rumpel ist eine Puppe wie Toddi, der Teddybär.
Stimmt aber nicht. Das heißt, eigentlich stimmt das schon.
Schließlich sieht er aus wie eine Puppe, fühlt sich an wie eine Puppe und stellt sich tot wie eine Puppe.
In Wirklichkeit ist er quicklebendig.

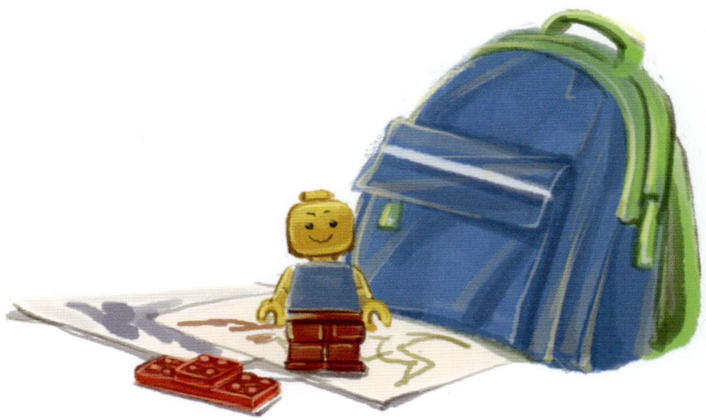

„Irgendwie ungemütlich dieses Donnern“, flüstert Rudi und duckt sich, als der Wind die Blätter aufwirbelt, dass sie hochfliegen bis zum Dachfirst.
„Hoho!“, lacht Rumpel. „Kein Grund zu Aufregung. Das ist der Donner, der pupst nur rum. Und je näher er kommt, desto lauter pupst er.“
„Glaub ich nicht”, flüstert Rudi.

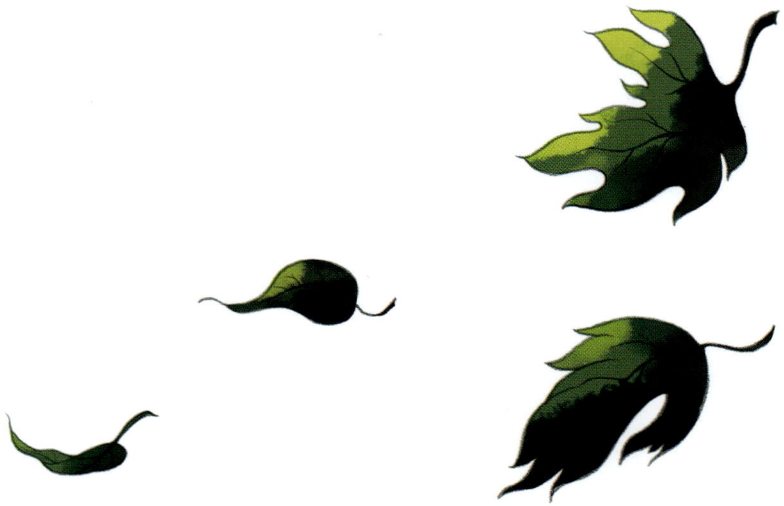

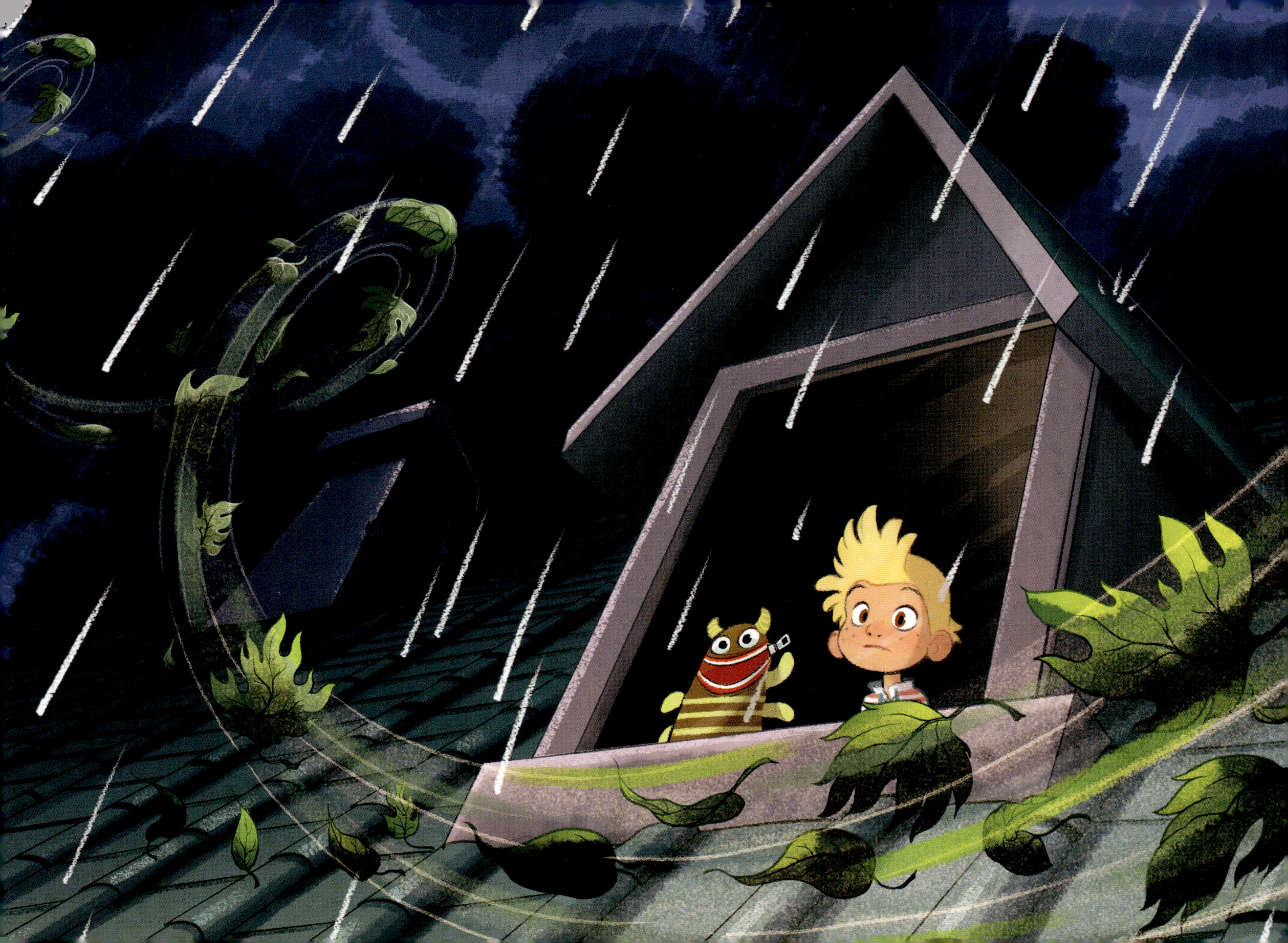

„Oha!“, nickt Rumpel anerkennend, als der Blitz über den Himmel zuckt, „nicht von schlechten Eltern. Und schon ziemlich nah!“

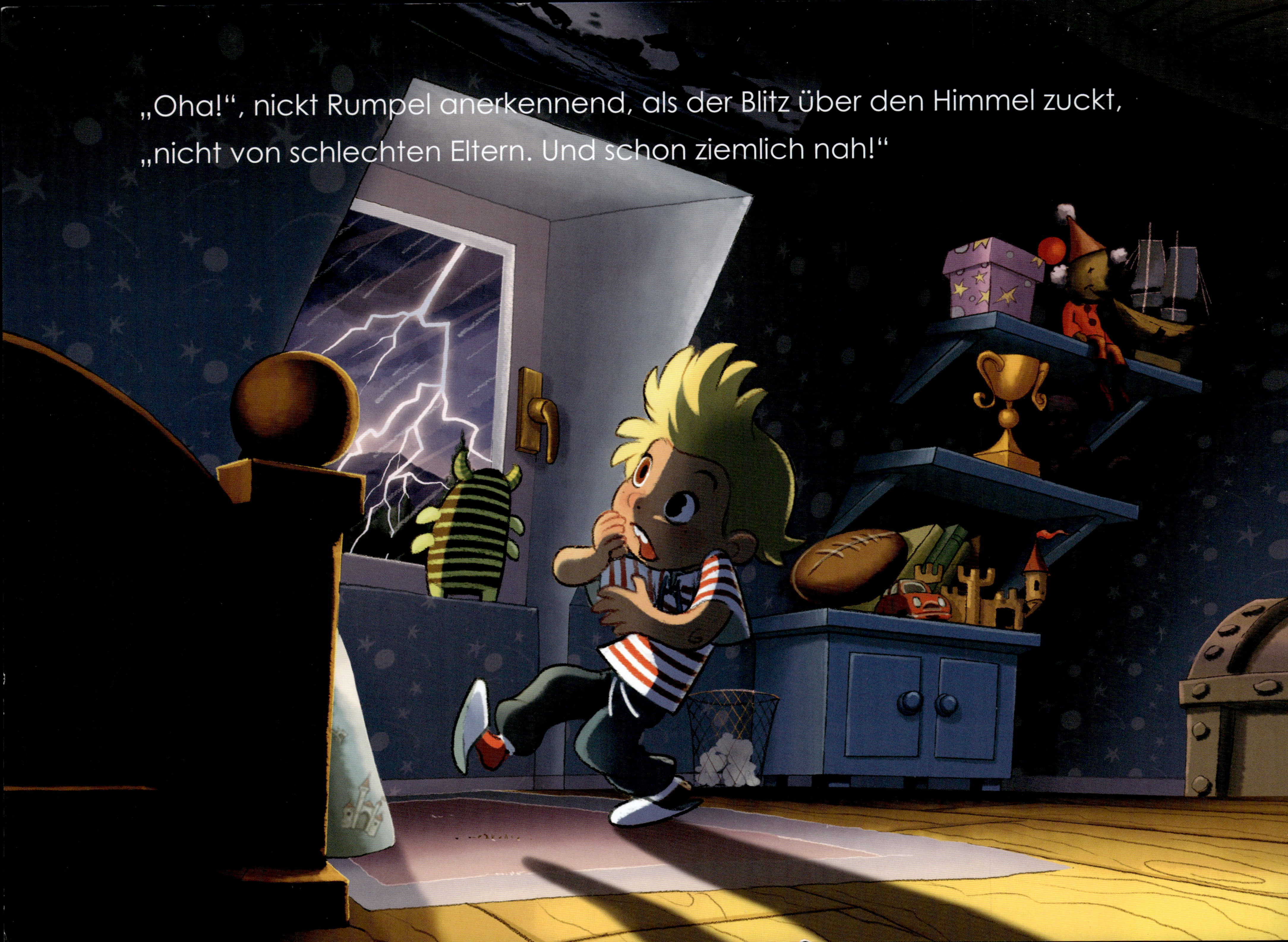

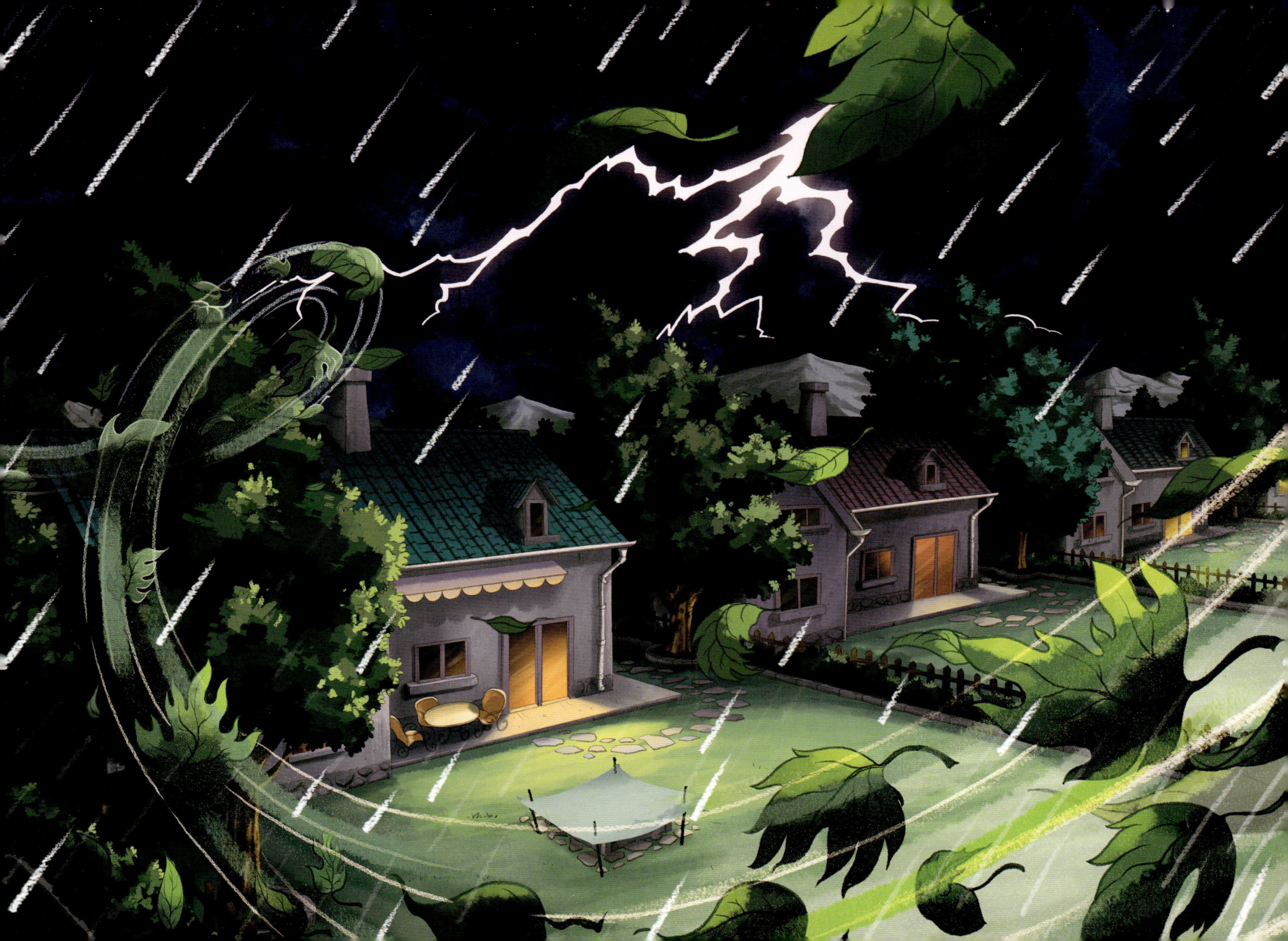

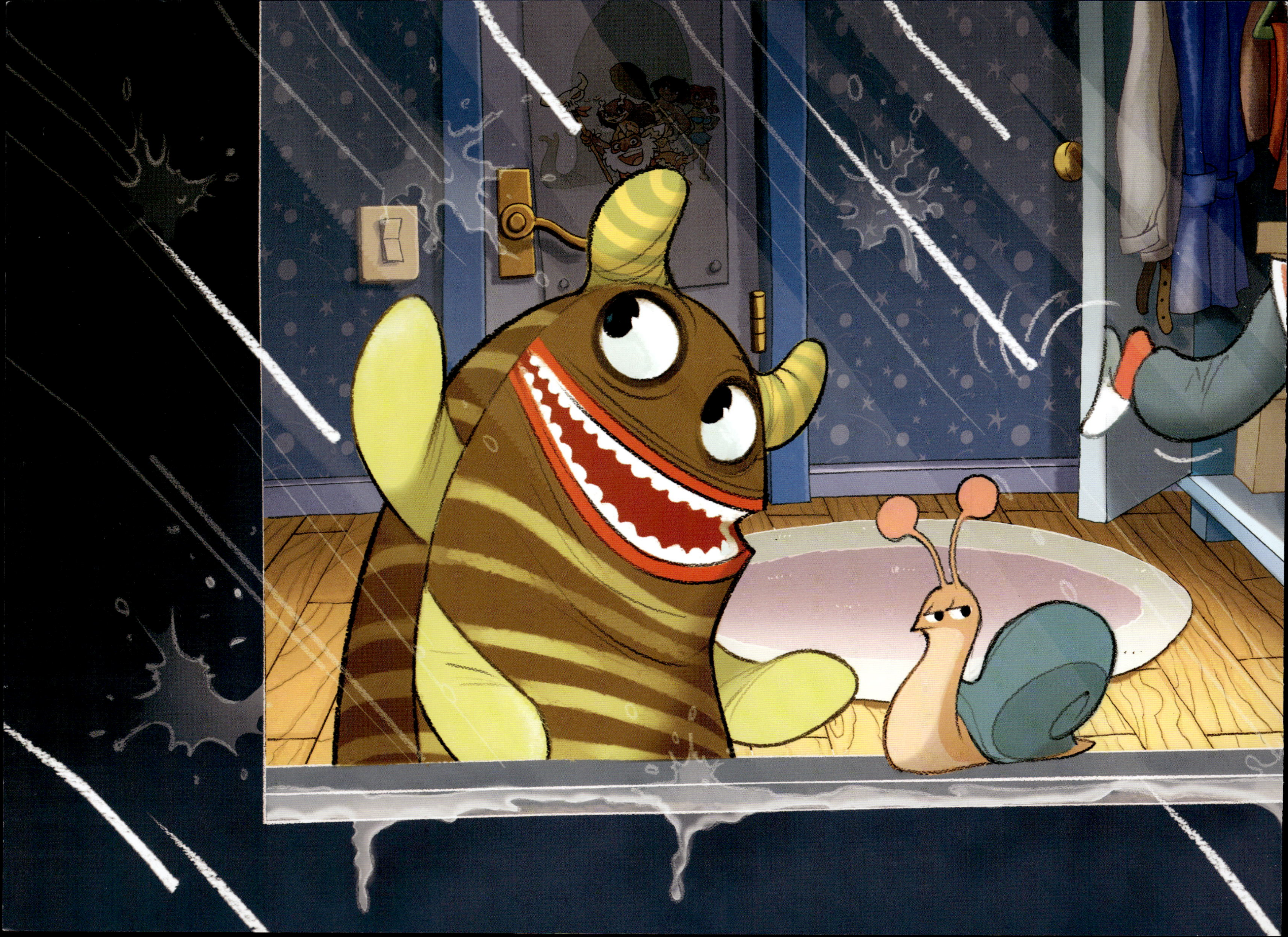

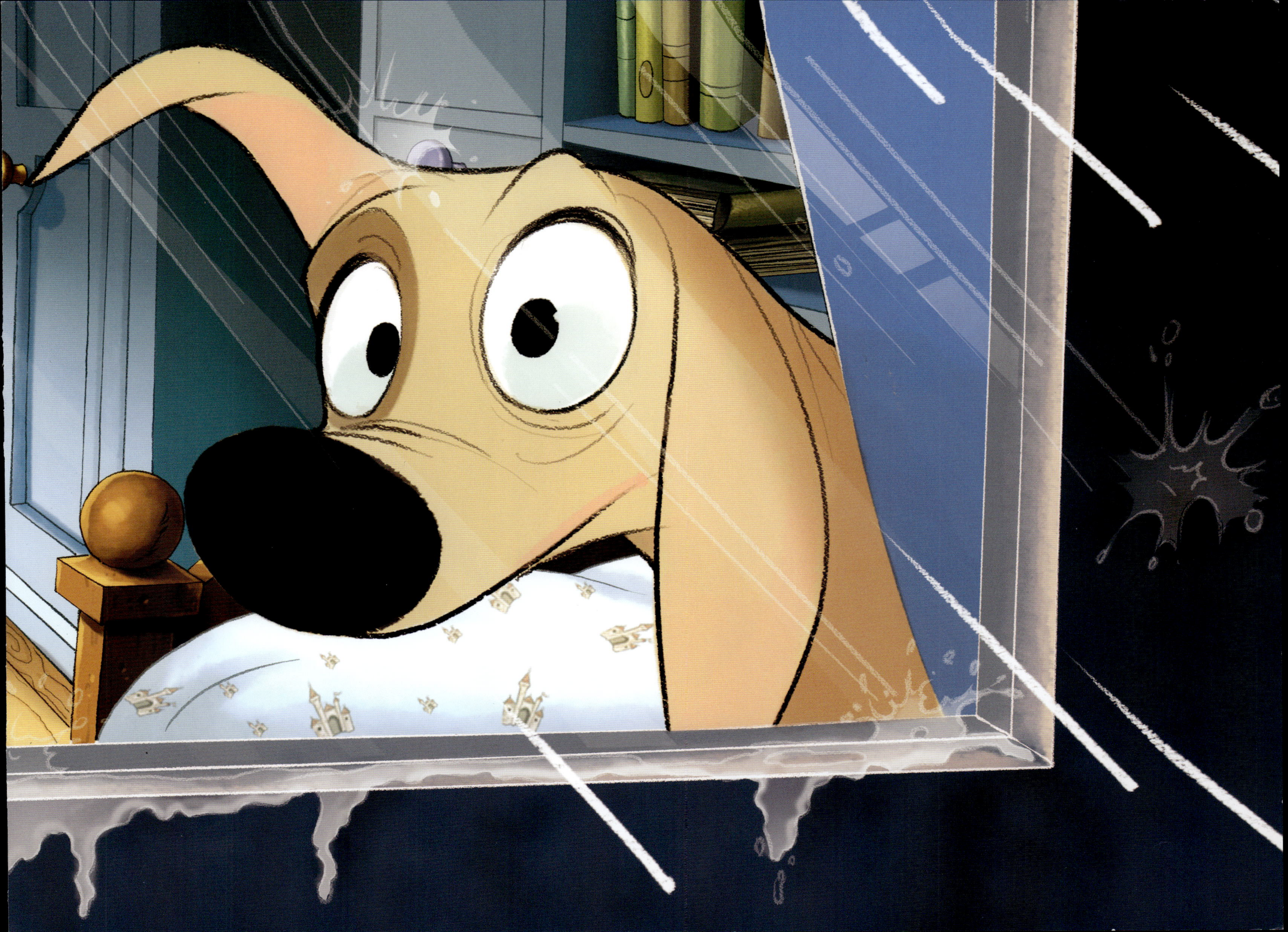

Dann bemerkt er, dass sich Rudi im Kleiderschrank versteckt hat. „Respekt, Rudi! Du bist ja ein richtiger Gewitter-Ritter!“, sagt Rumpel. „Vor dem Blitz müssen sich nämlich auch Gewitter-Ritter in Acht nehmen. Kleiderschränke wären ein prima Zufluchtsort, aber normalerweise reicht ein Haus mit Blitzableiter, mein Rudi!“

„Gewitter-Ritter? So etwas gibt es doch gar nicht“, murrt Rudi und krabbelt unsicher aus dem Schrank. „Würde ich dich belügen? Dich, meinen besten Freund?“, protestiert Rumpel.

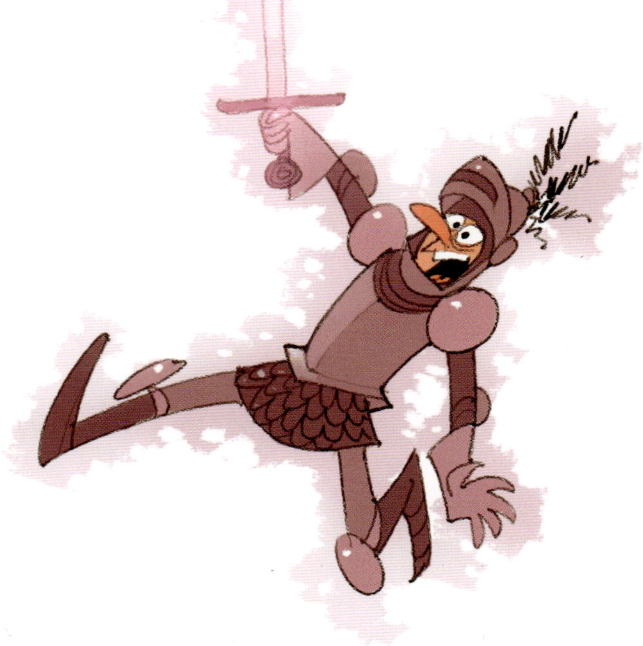

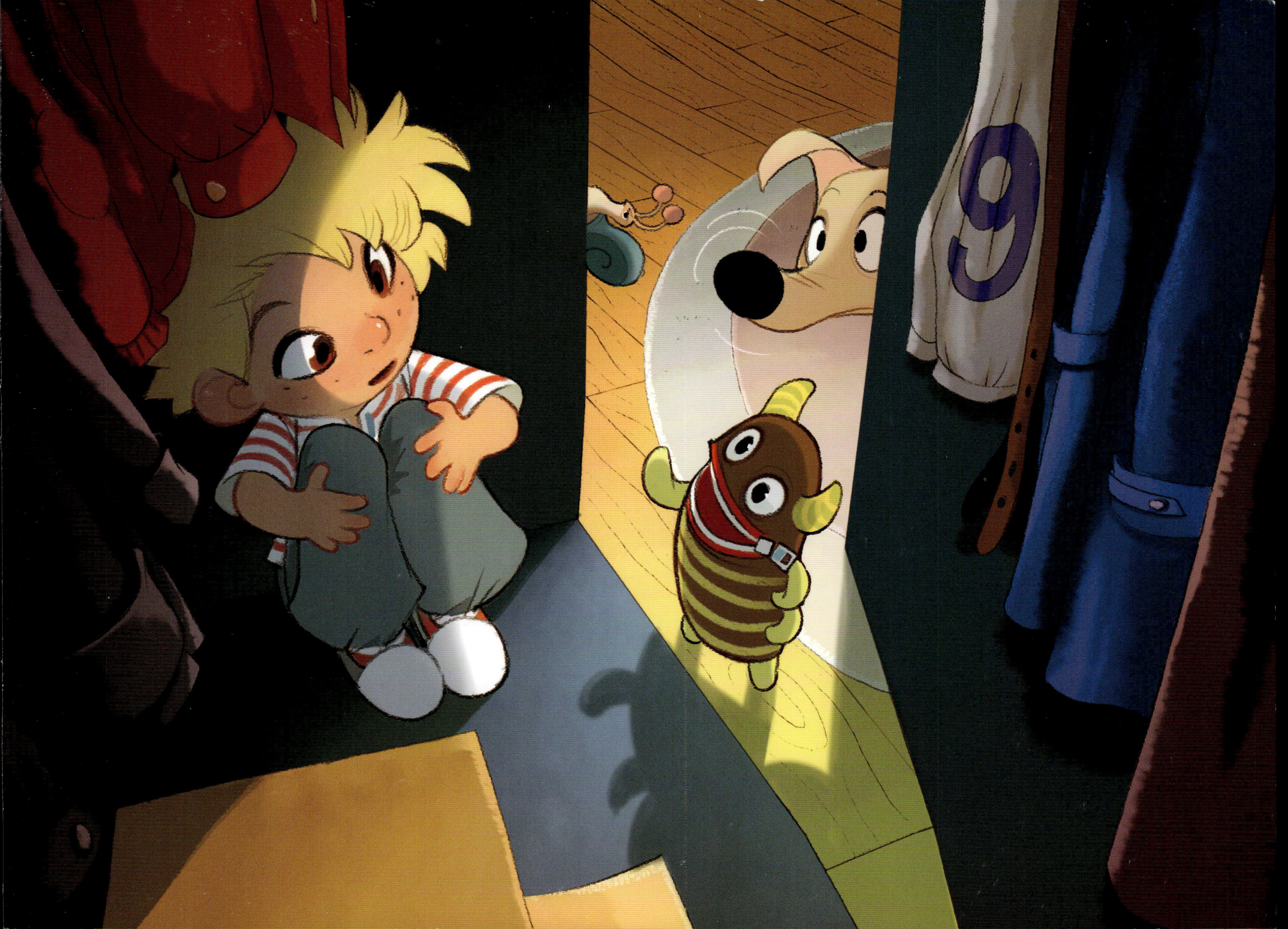
9

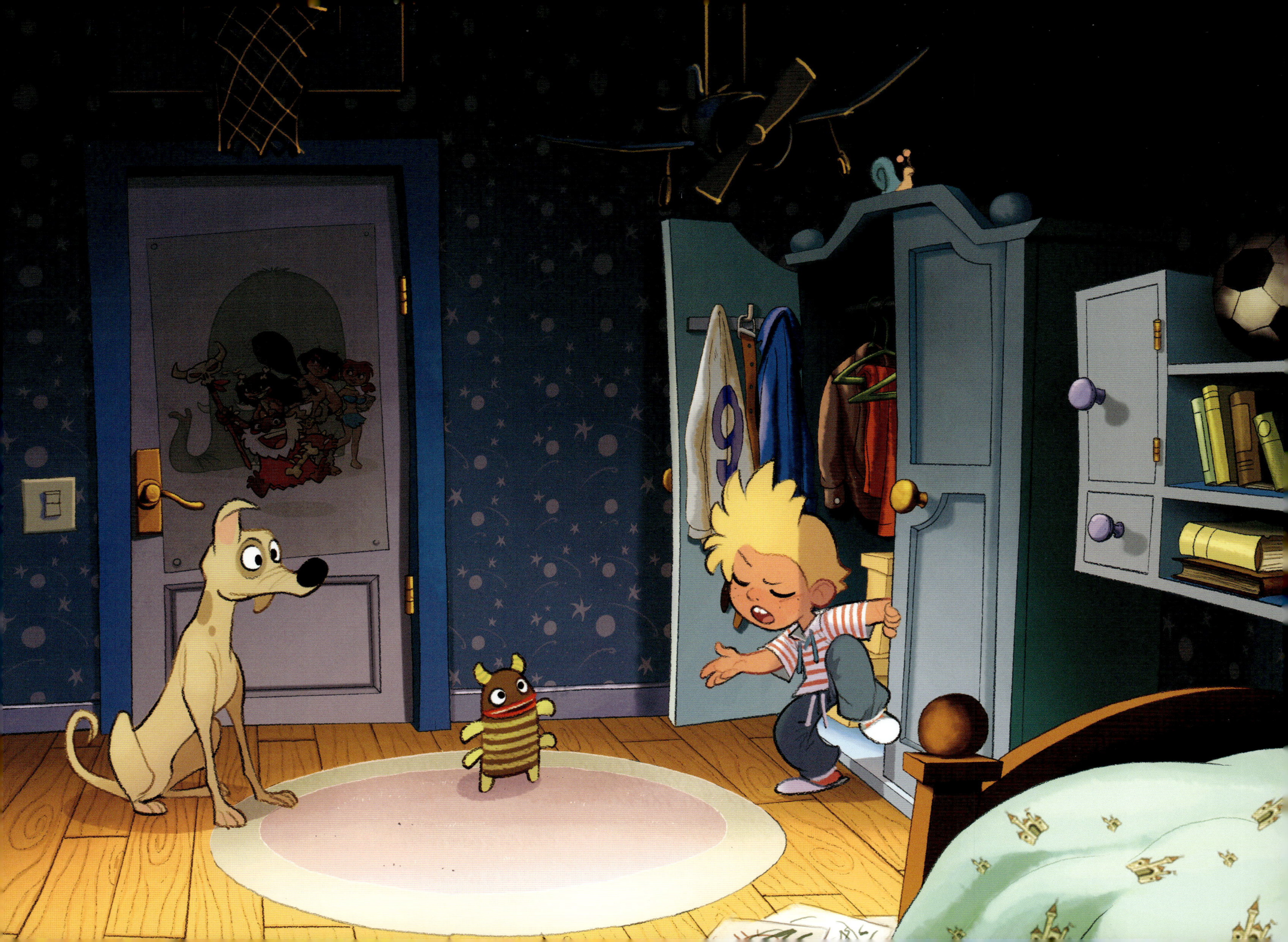

„Gewitter sind Angeber, die brüllen schon rum, wenn sie noch meilenweit weg sind. Wollen wir doch mal sehen, wann es bei uns eintrifft!
Zähl mal mit, Gewitter-Ritter Rudi!"
Und nach dem nächsten Blitz zählen beide die Sekunden bis es wieder donnert. „Eins, zwei, drei, vier, fünf ..."

WRUMMS! Da donnert es.

„Hoppla! Schon ziemlich nah."
„Hä?", staunt Rudi, „woher willst Du das wissen?"
„Den Blitz siehst du sofort, aber der Schall des Donners, der rumpelt gemütlich bis an dein Ohr. Je später der Donner auf den Blitz folgt, desto weiter ist das Gewitter noch weg. Blitzt und donnert es gleichzeitig, dann wird es ernst!", erklärt Rumpel.

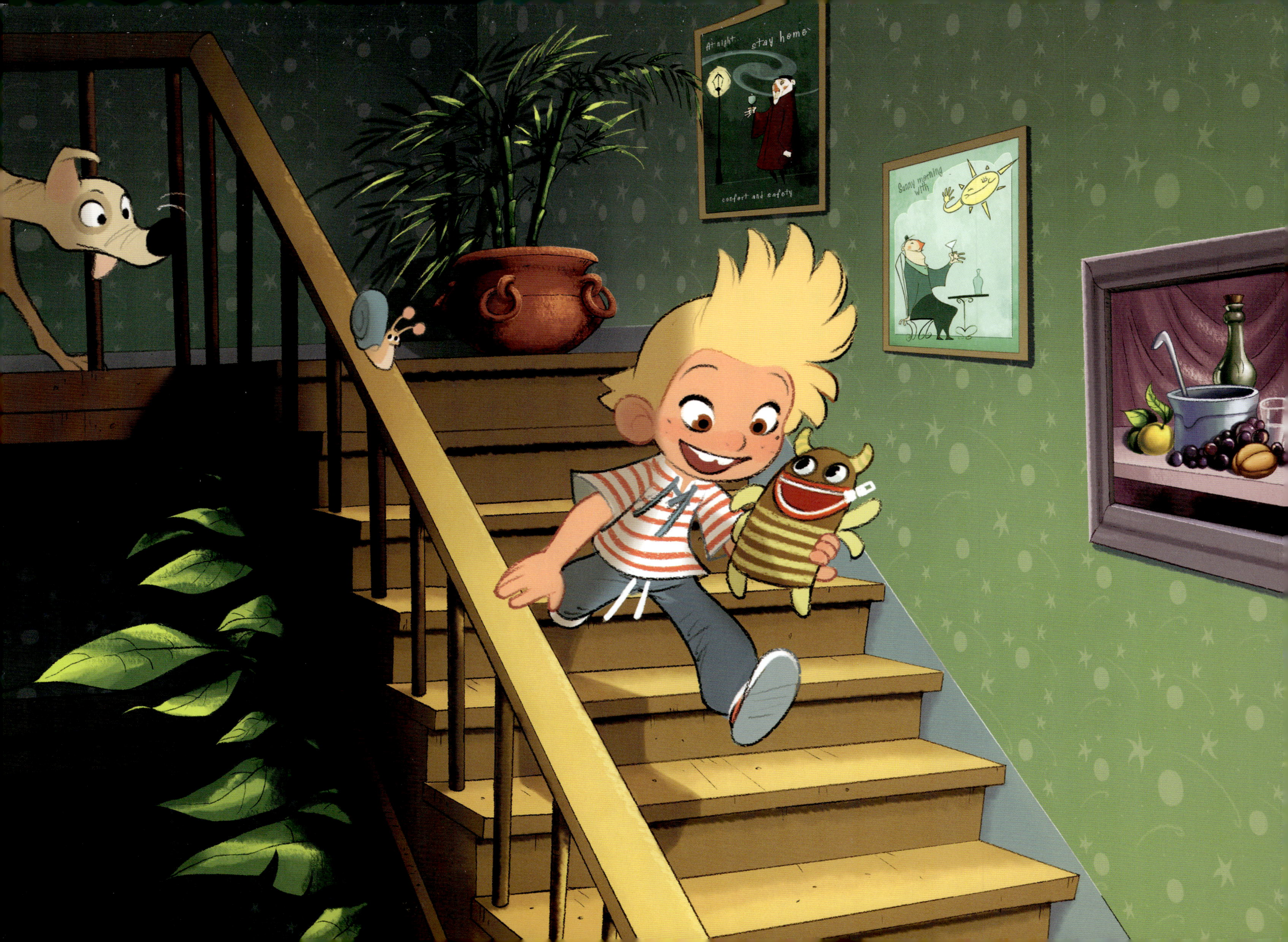
At night... stay home
confort and safety
Sunny morning with

Nach dem nächsten Blitz donnert es schon bei vier.
„Höchste Zeit die richtige Kampftechnik auszuprobieren!“, ruft Rumpel und springt Rudi in die Arme. „Gewitter-Ritter Rudi, ab in die Küche! Wir brauchen Spezialwaffen.“

Neugierig, was sein Sorgenfresser wohl mit „Spezialwaffen” meint, rennt Rudi aufgeregt runter in die Küche. Rumpel stellt sich auf den Kühlschrank wie ein Feldherr und lässt Rudi lauter Pfannen, Siebe und haufenweise Töpfe aus den Schränken holen.

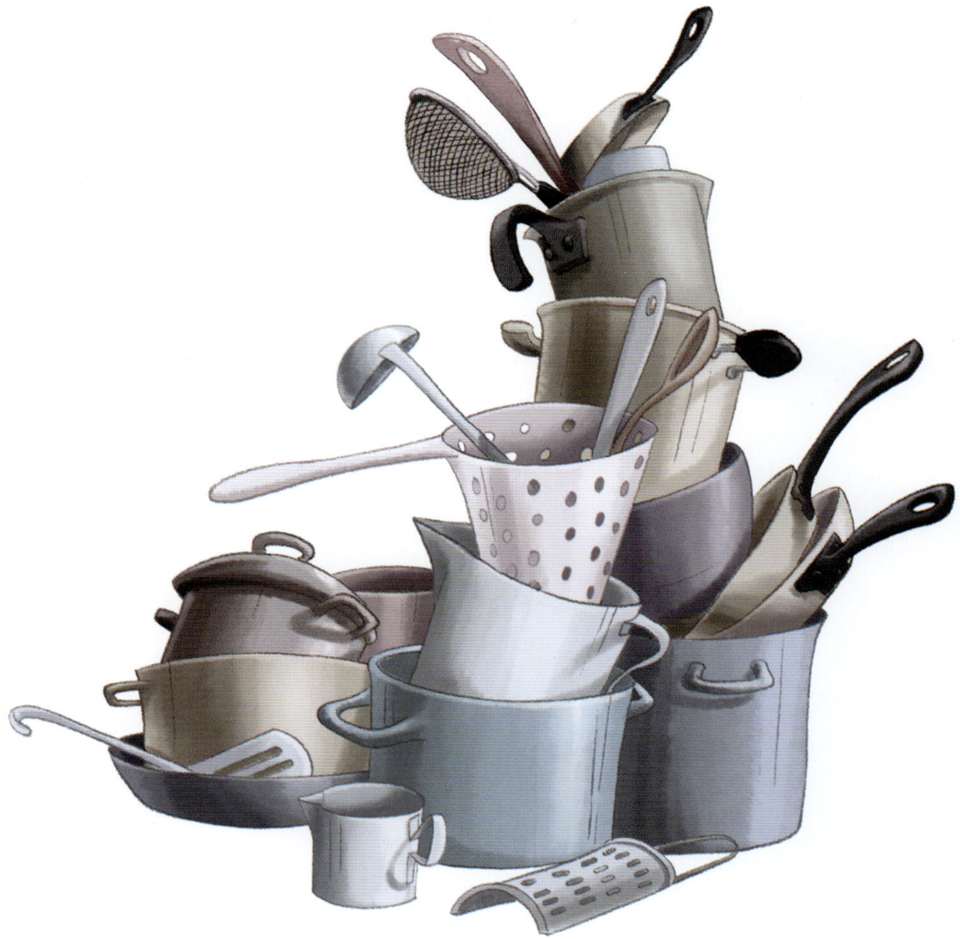

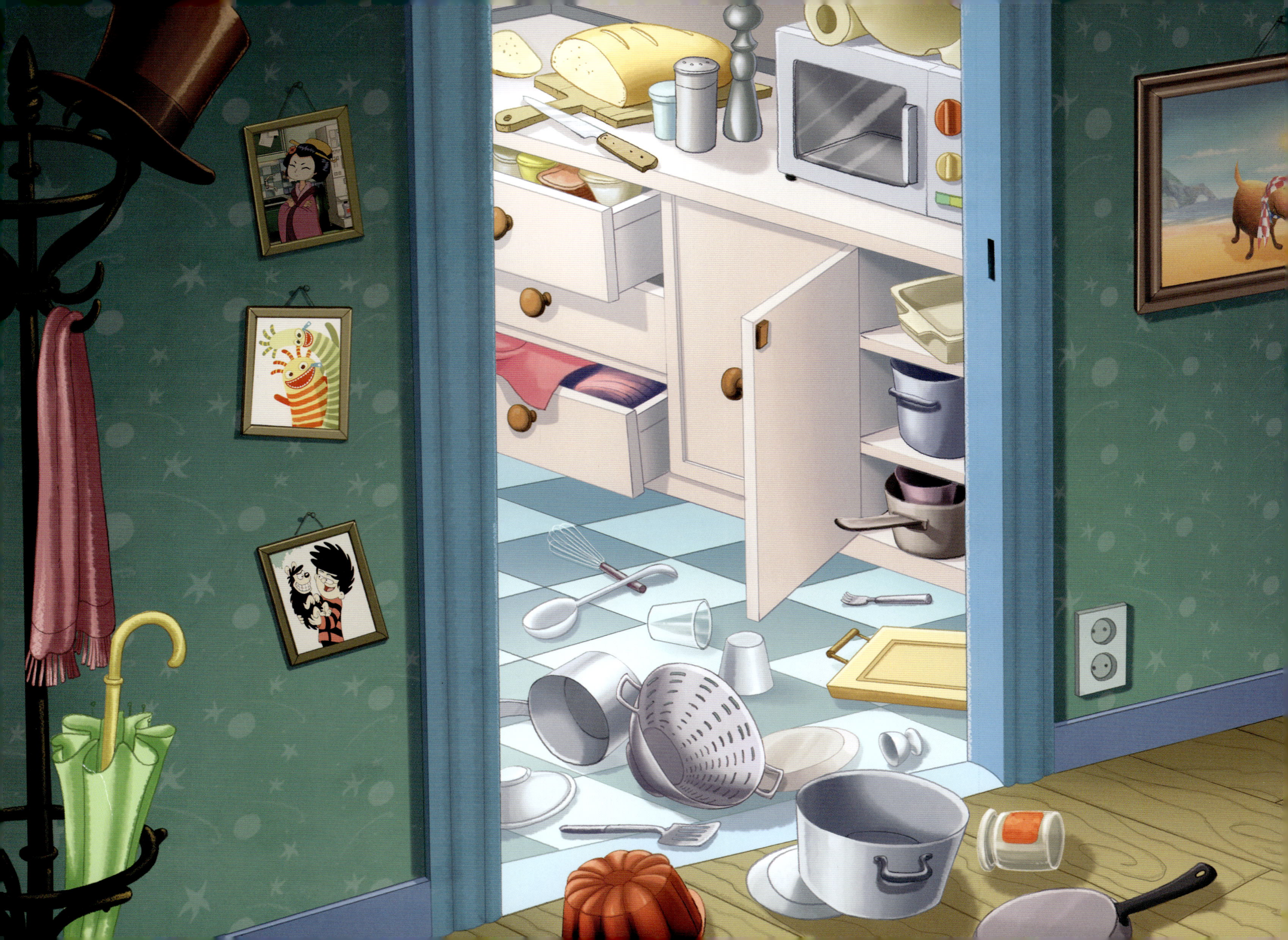

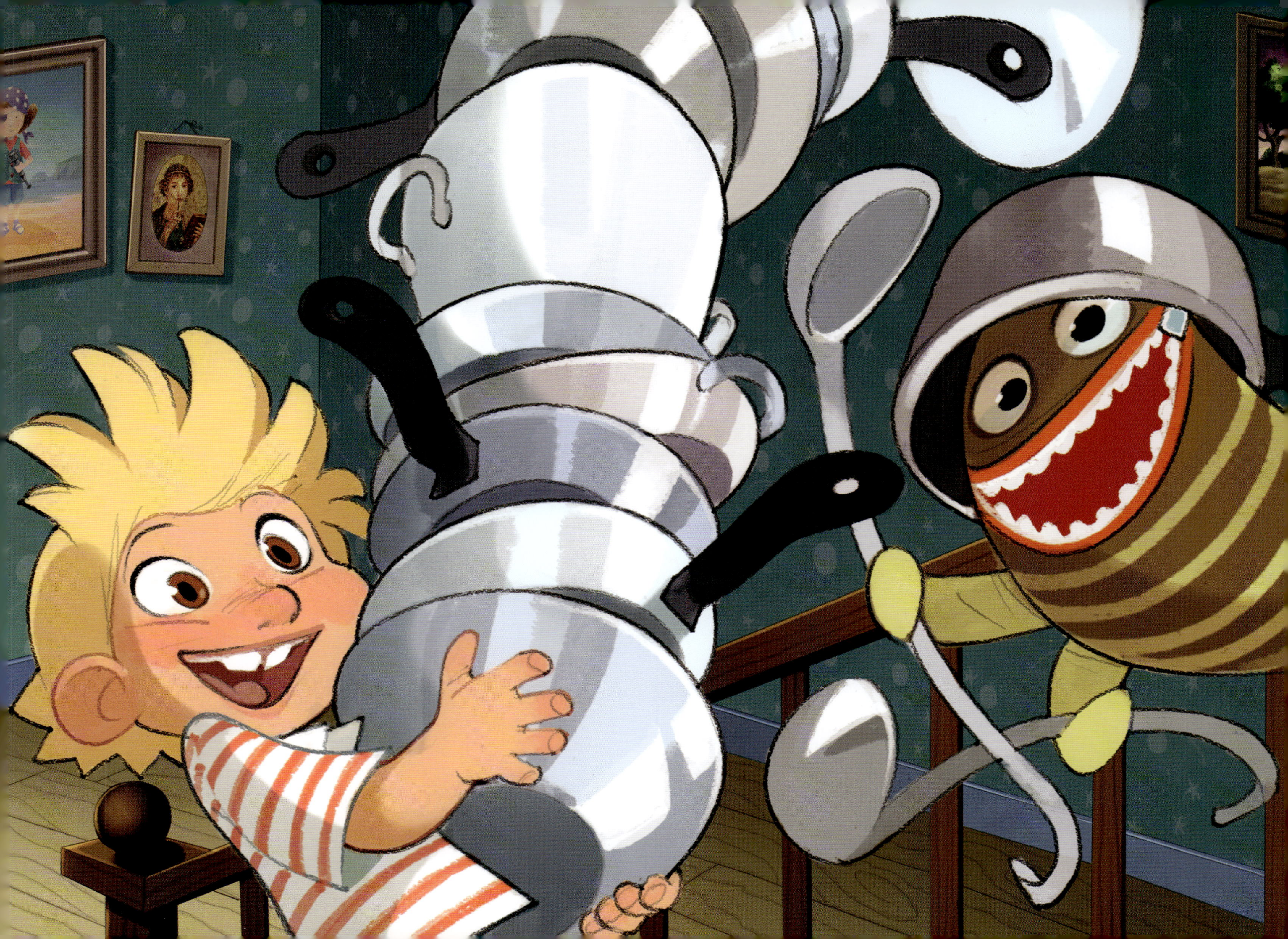

Eins ... zwei ... DONNER!

„Gleich ist es soweit! Zeit für die Generalprobe!“, ruft Rumpel und drückt Rudi zwei Holzlöffel in die Hand.

Ein mächtiger Blitz jagt jetzt im Zickzack über den Himmel.

„Bratz, Bumm, Peng!“ schreit Rumpel plötzlich den Blitz an und als es donnert, schlägt er auf die Töpfe. „Bratz, Bumm, was?”, fragt Rudi entgeistert, „Alter Ritter-Schlachtruf, mein Rudi! Los, mach mit!“, ruft Rumpel. Und Rudi haut rein, dass die Töpfe nur so scheppern.

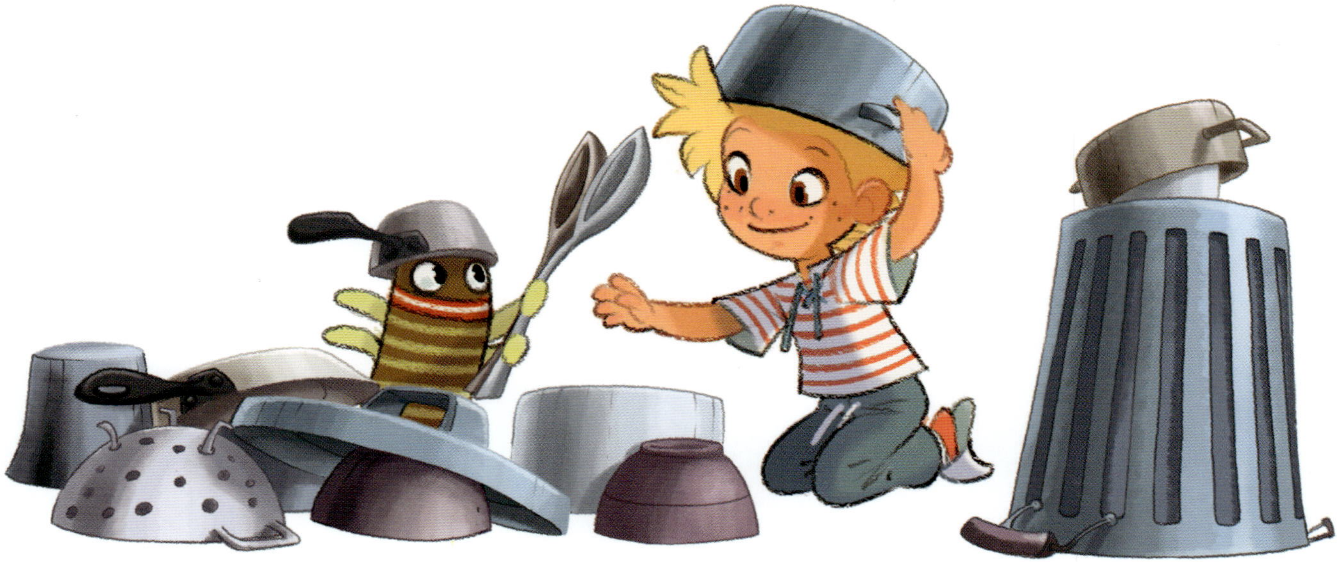

Jetzt ist das Gewitter direkt über ihnen.
Es blitzt und donnert gleichzeitig und Regen peitscht gegen das Fenster.
„Bratz, Bumm, Peng!“, brüllt Rudi und haut so doll er kann auf die Töpfe, Pfannen und Siebe.
„Lauter!“, schreit Rumpel.

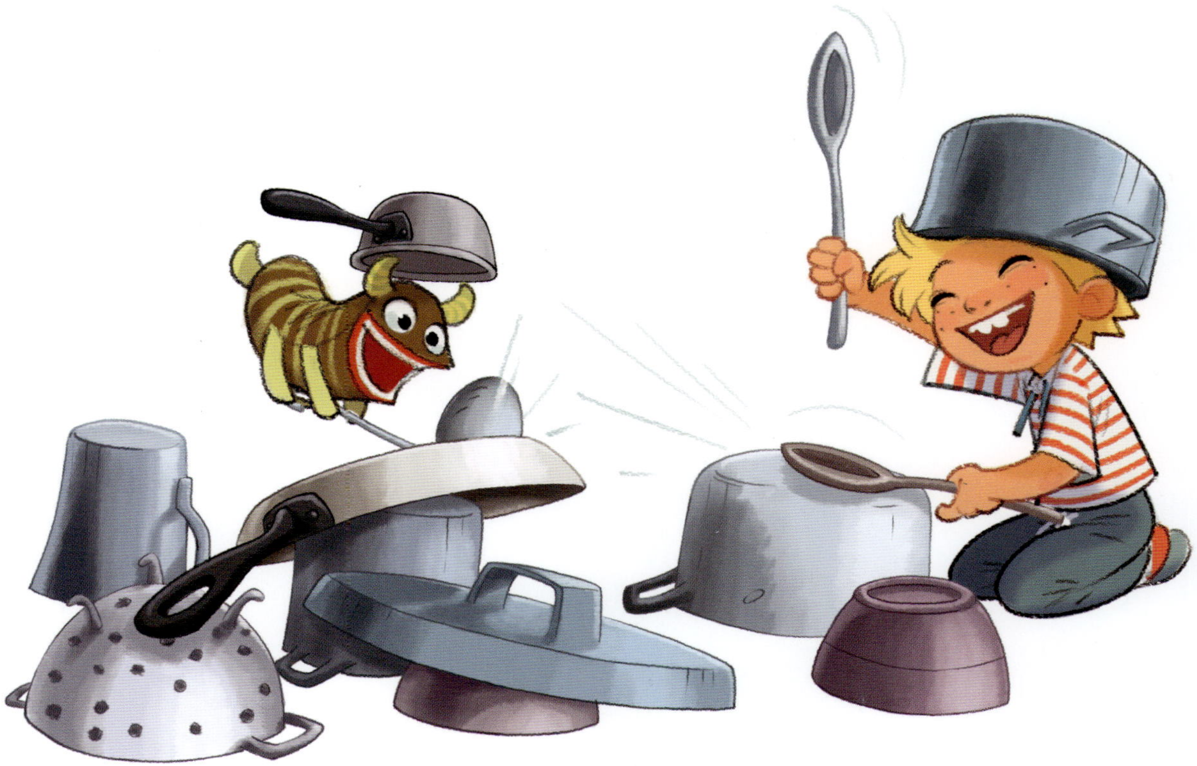

„Zu Befehl!”, brüllt Rudi zurück. Es scheppert, klappert und kracht, dass Rudi den gewaltigen Donnerschlag über ihnen gar nicht mehr hört.
Und dann ist Stille.
„Dem haben wir es gezeigt!“, jubelt Rudi.

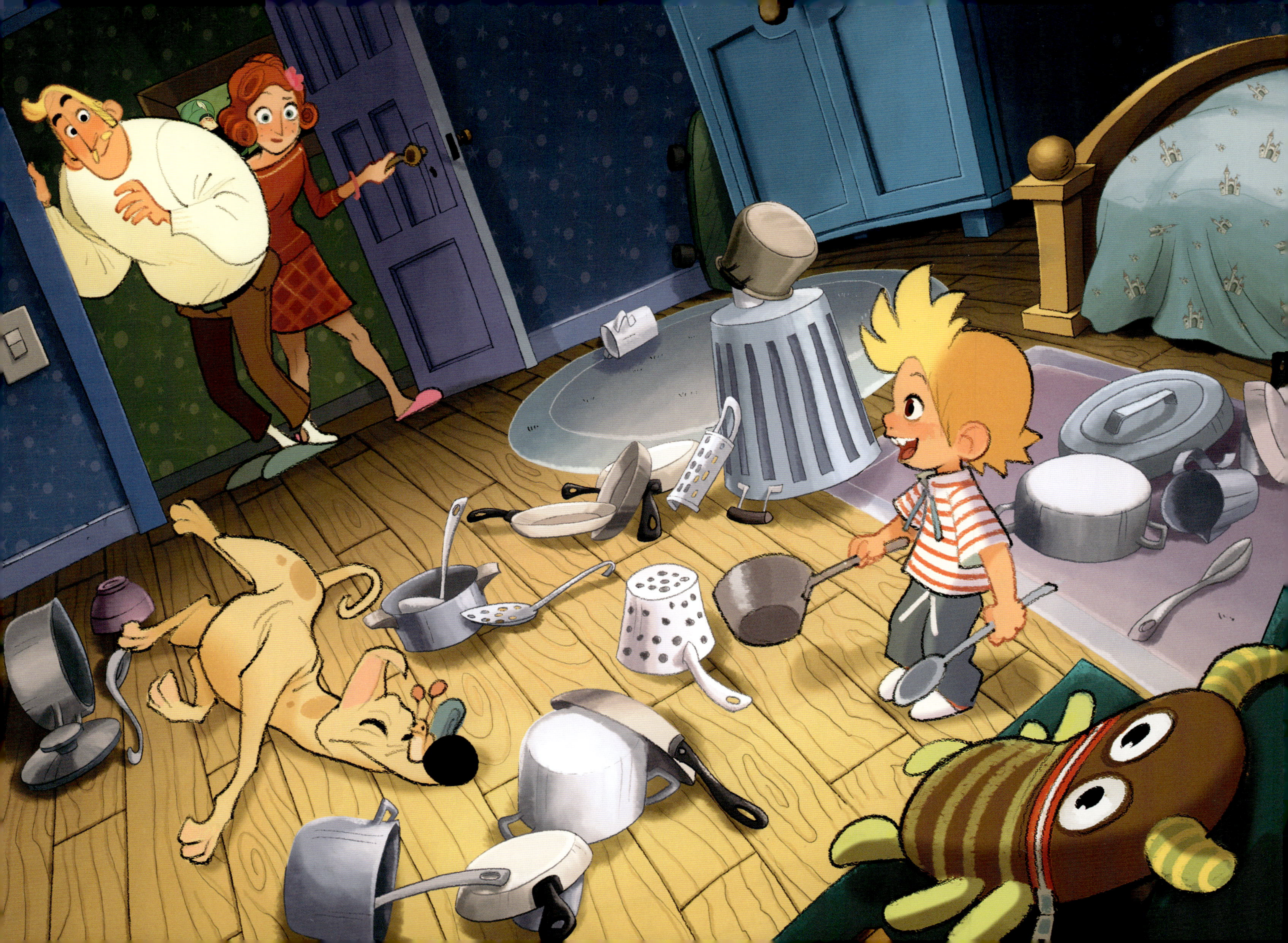

„Was ist denn hier los?“, fragen Mama und Papa erstaunt.
„Ihr braucht keine mehr Angst zu haben! Gewitter-Ritter Rumpel und Rudi haben das Gewitter verjagt. Hört ihr, es ist abgehauen!“, ruft Rudi ihnen zu.
Tatsächlich rumpelt der Donner jetzt schon deutlich leiser.

„Gut gemacht!“, lobt ihn Papa. „Jetzt aber ab ins Bett.
Und morgen früh räumt ihr bitte als erstes das Schlachtfeld in der Küche auf!”
„Och, eigentlich war das ja Rumpels Idee”, will sich Rudi drücken.
Aber Rumpel spielt mal wieder Puppe.

Und dann erklärt Mama Rudi, dass man bei Gewitter nicht unter Bäumen stehen soll, sondern lieber unter Brücken, dass das Licht des Blitzes schneller wandert als der Schall des Donners und dass ..."

„Genau!", unterbricht Rudi sie. „Weiß ich ja alles, Mama.
Der Donner ahnt, dass hier ein Gewitter-Ritter auf ihn wartet und je näher er kommt, desto aufgeregter ist er und da pupst er eben immer schneller!
Gute Nacht, Mama. Gute Nacht, Papa. Gute Nacht, Rumpel!"

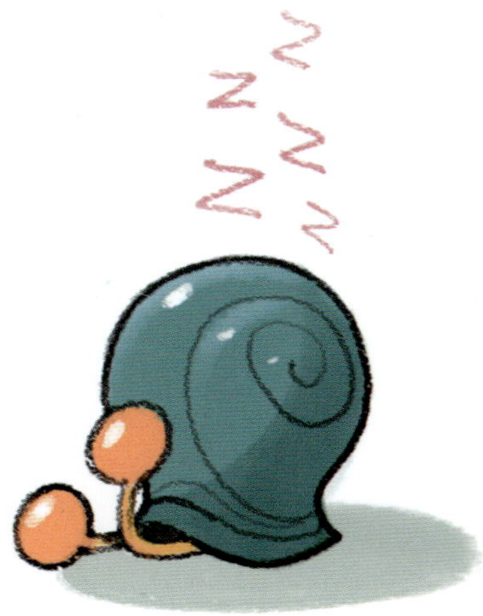

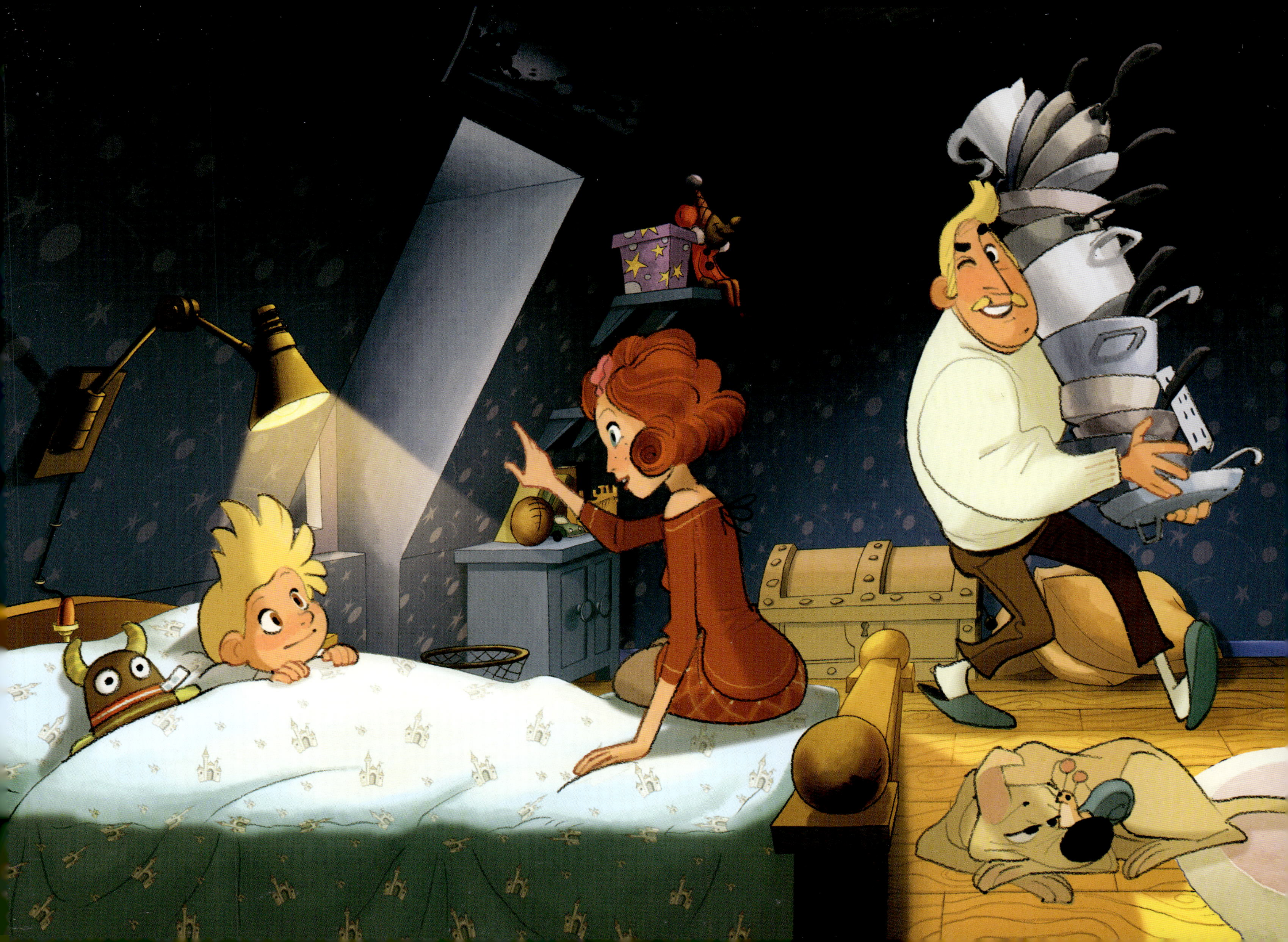

Besonderer Dank an Thomas Wipf,
Flavia Scuderi und Manolo Trujillo

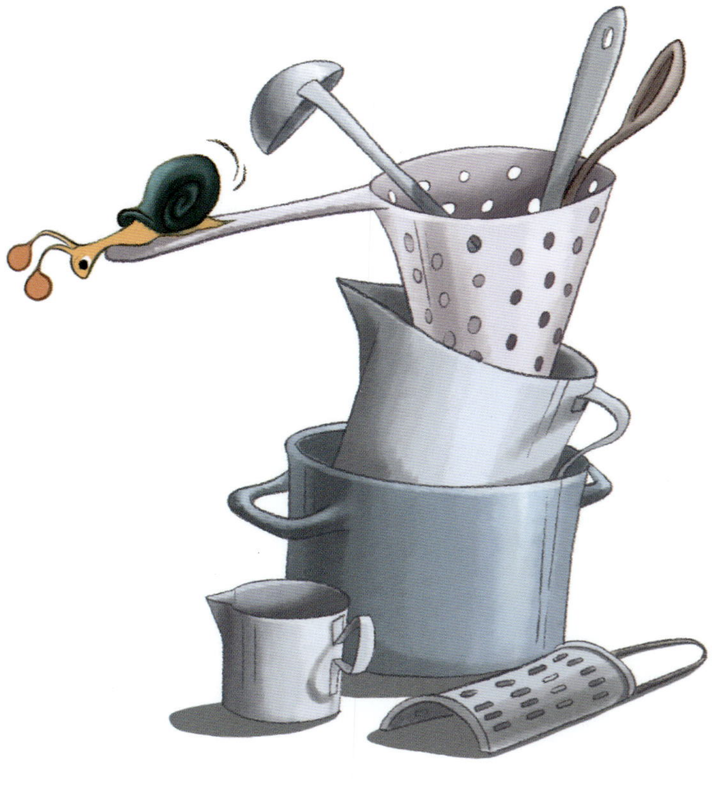

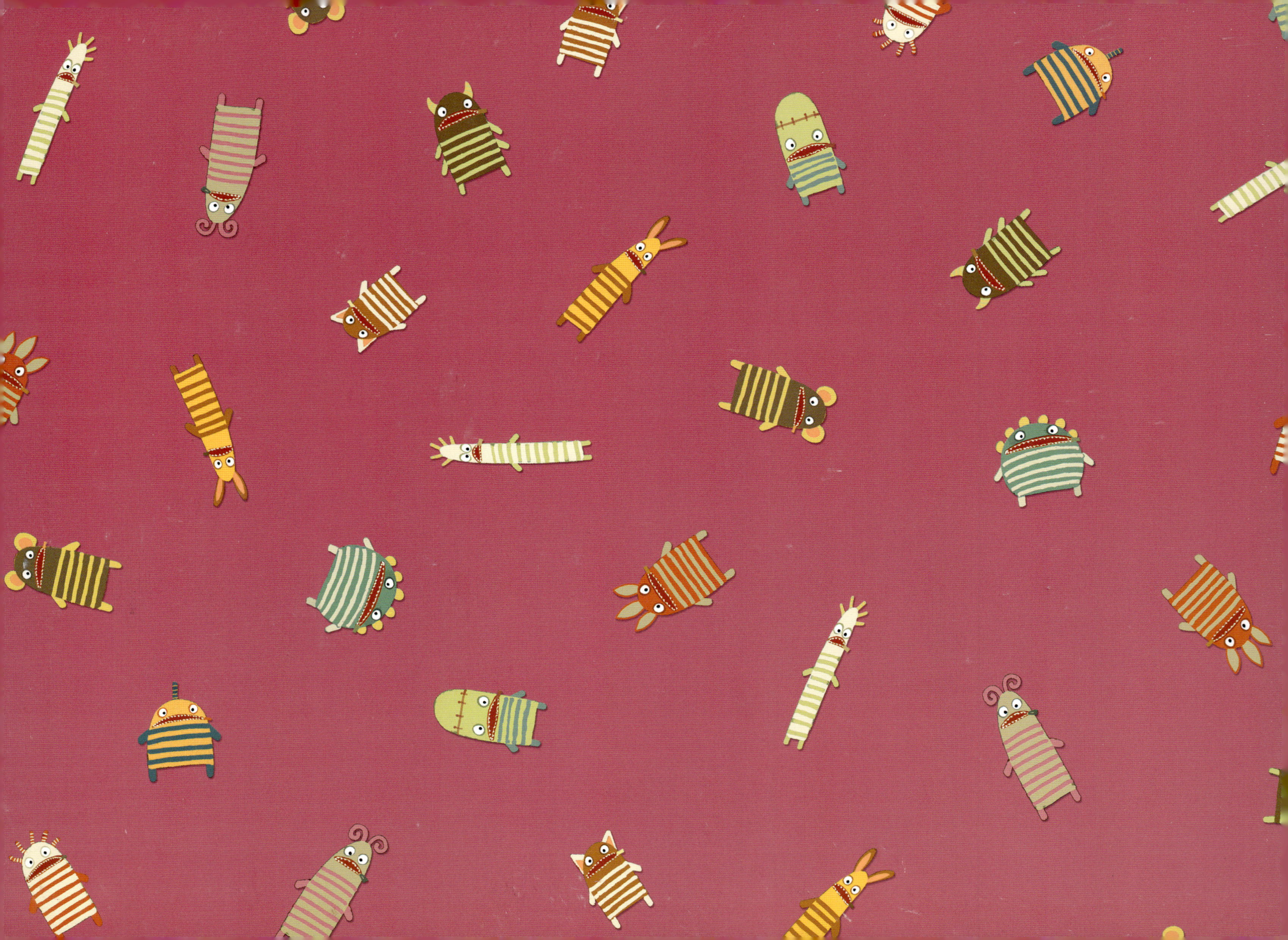